万万没想到的科学

人为什么会
吓得尿裤子？

[美]保罗·梅森 著　[美]马克·鲁夫勒 绘　雷鑫宇 译

中信出版集团 | 北京

图书在版编目（CIP）数据

人为什么会吓得尿裤子？ / （美）保罗·梅森著；
（美）马克·鲁夫勒绘；雷鑫宇译. -- 北京：中信出版
社，2021.4
（万万没想到的科学）
书名原文：Cause, Effect and Chaos!: In the
Human Body
ISBN 978-7-5217-2726-5

Ⅰ.①人… Ⅱ.①保… ②马… ③雷… Ⅲ.①人体 –
儿童读物 Ⅳ.①R32-49

中国版本图书馆CIP数据核字（2021）第016012号

Cause, Effect and Chaos!: In the Human Body
By Paul Mason Illustrated by Mark Ruffle
First published in Great Britain in 2018 by Wayland
Copyright © Hodder and Stoughton, 2018
Simplified Chinese rights arranged through CA-LINK International LLC (www.ca-link.cn)
Simplified Chinese translation copyright © 2021 by CITIC Press Corporation
All rights reserved.
本书仅限中国大陆地区发行销售

人为什么会吓得尿裤子？
（万万没想到的科学）

著　　者：[美]保罗·梅森
绘　　者：[美]马克·鲁夫勒
译　　者：雷鑫宇
出版发行：中信出版集团股份有限公司
　　　　　（北京市朝阳区惠新东街甲4号富盛大厦2座　邮编　100029）
承 印 者：北京联兴盛业印刷股份有限公司

开　　本：889mm×1194mm　1/16　　印　张：12　　字　数：300千字
版　　次：2021年4月第1版　　　印　次：2021年4月第1次印刷
京权图字：01-2020-1682
审 图 号：GS(2020)3798号　书中地图系原文插附地图
书　　号：ISBN 978-7-5217-2726-5
定　　价：148.00元（全6册）

出　　品　中信儿童书店
图书策划　如果童书
策划编辑　陈倩颖
责任编辑　陈晓丹
营销编辑　张远　邝青青　宋雨佳
美术设计　韩莹莹
内文排版　北京沐雨轩文化传媒

版权所有·侵权必究
如有印刷、装订问题，本公司负责调换。
服务热线：400-600-8099
投稿邮箱：author@citicpub.com

目 录

万物的关系真奇妙!

因为有了因果关系，事情才会一件接着一件地发生。不过有时候，一件事情也可能导致意料之外的结果。除了我们可以预见的结果，还存在许多人们想不到的偶然和意外。你可以从生活中的小事里理解什么是因果关系。

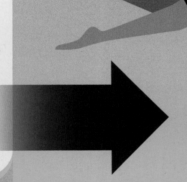

游泳教练在给你讲解动作要领时，你没有一头扎进水里，而是竖起耳朵仔细听讲。

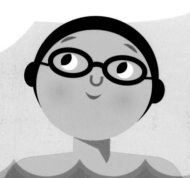

你最终学会了很漂亮的自由泳，现在你有可能成为奥运会冠军了!

但是，并不是每个好开头都有好结果。

比如，你没有发现自行车的前轮正在发出"嘶嘶……"的漏气声。

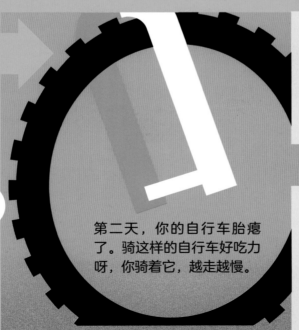

嘶嘶……

第二天，你的自行车胎瘪了。骑这样的自行车好吃力呀，你骑着它，越走越慢。

糟糕! 你上游泳课迟到了，最终也没能成为奥运会冠军。

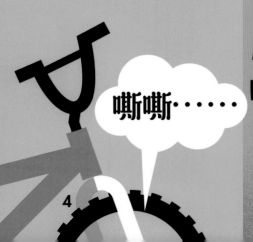

你的体内也存在因果关系。这些因果关系常常可以帮助你保持健康。

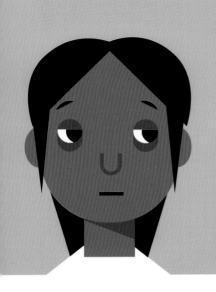

活动一天之后，你感到筋疲力尽了。

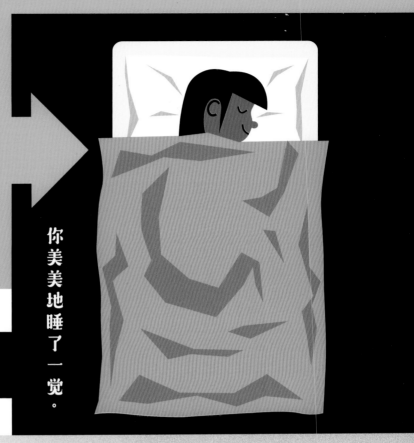

你美美地睡了一觉。

第二天起床后，你觉得浑身又充满了活力。

但有的时候，因果关系也会让事情变得一团糟。比如……

感冒让你突然打了个大喷嚏。

糟糕的是，游戏手柄上沾满了鼻涕，这下你就得花上一会儿时间去擦掉它了。

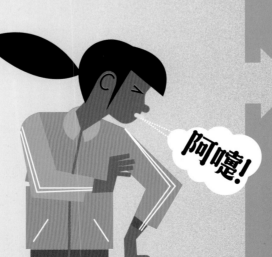

阿嚏！

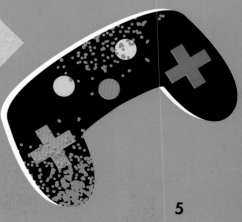

快跑的时候，身体里发生了什么

很多时候，你意识不到自己的身体正在运转，比如，你的心脏和你的肺，它们都在默默地干着活儿。然而，你的身体有时候也会承受额外的压力，当好看的电影还有几分钟就要开场的时候……

来不及啦，
快跑啊!

你的大脑向双腿发出信号：
跑起来!

大脑

心脏

于是，你的心跳开始加速了。心跳加速可以让血液更快地将能量输送到大腿肌肉里。

你开始快速奔跑，消耗了大腿肌肉里更多的能量。

大腿肌肉中的能量不足了！这时，大腿会向大脑发出求救信号：警报！警报！能量不足！跑不动了！

肌肉

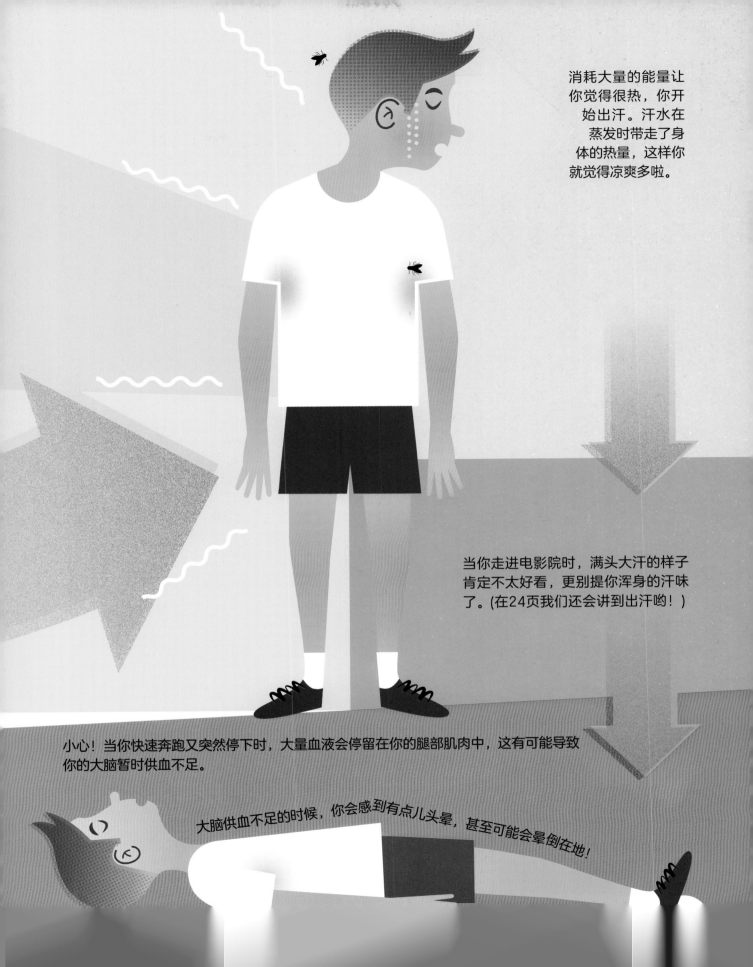

消耗大量的能量让你觉得很热，你开始出汗。汗水在蒸发时带走了身体的热量，这样你就觉得凉爽多啦。

当你走进电影院时，满头大汗的样子肯定不太好看，更别提你浑身的汗味了。(在24页我们还会讲到出汗哟！)

小心！当你快速奔跑又突然停下时，大量血液会停留在你的腿部肌肉中，这有可能导致你的大脑暂时供血不足。

大脑供血不足的时候，你会感到有点儿头晕，甚至可能会晕倒在地！

骨头折断了怎么办？

骨骼的强韧程度超乎你的想象！它能承受日常生活中的各种磕磕碰碰。但是，如果撞击力太大的话，就可能导致骨折。

成年人的骨骼由206块骨头组成。骨骼为我们的身体提供了支撑和保护。

后面还有两根假肋哟！

当承受的压力过大时，骨头会断掉。骨头折断或者出现裂缝的情况称为骨折。

跌倒或者意外事故是造成骨折的主要原因。

骨折

当你不幸骨折时，你会觉得受伤部位和伤口周围非常疼痛。剧烈的疼痛甚至会让你头晕目眩。

封闭性骨折，断骨不会刺穿皮肤。

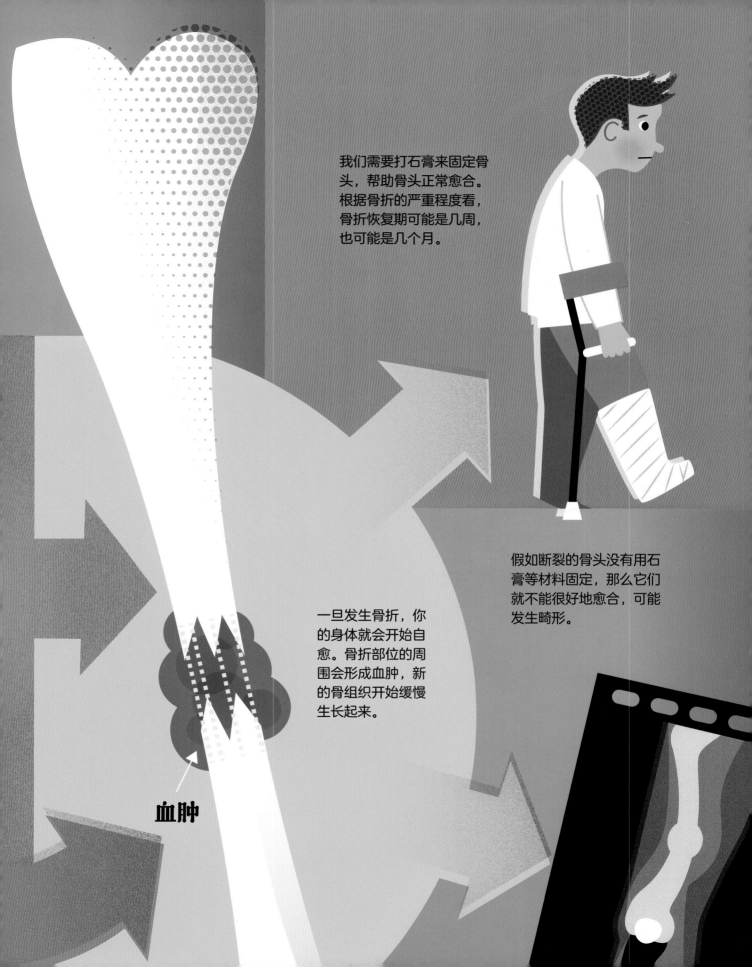

我们需要打石膏来固定骨头，帮助骨头正常愈合。根据骨折的严重程度看，骨折恢复期可能是几周，也可能是几个月。

假如断裂的骨头没有用石膏等材料固定，那么它们就不能很好地愈合，可能发生畸形。

一旦发生骨折，你的身体就会开始自愈。骨折部位的周围会形成血肿，新的骨组织开始缓慢生长起来。

血肿

人体的能量从哪儿来？

你的身体从饮食中获取能量。但它到底是怎么把比萨、鸡蛋和汉堡什么的变成能量的呢？

其实，在你吃东西之前，你的嘴巴就开始分泌出更多唾液，"湿润"你的口腔环境了。

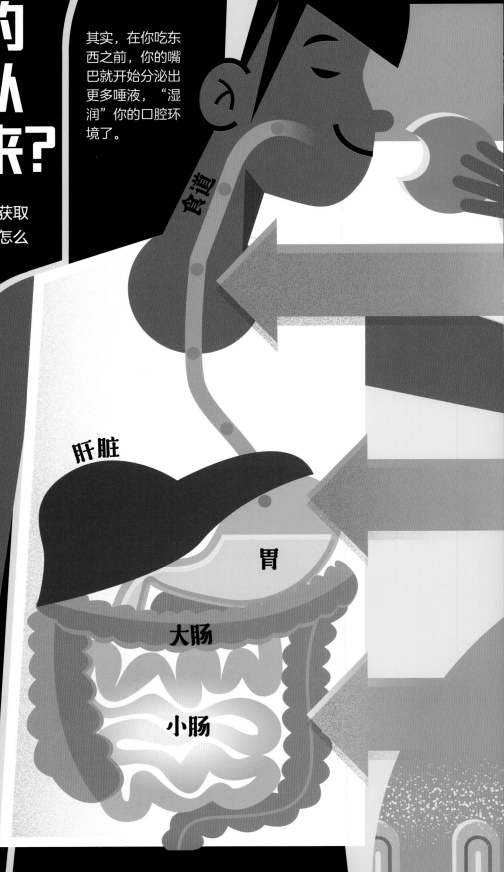

食道

肝脏

胃

大肠

小肠

你咬下一块食物，把它咀嚼成小碎块，小碎块和唾液混合成**食团**。

食团被你咽下后，顺着食道进入你的胃中。

吞咽主要依靠的是肌肉力量，而不是重力作用。因此，有的人甚至可以倒立着喝水！不过，倒立着喝水难度又大，又危险，爸爸妈妈不在身边的话，不要轻易尝试哟。

食团在胃酸和胃里分泌的消化酶中翻滚，渐渐变成了食糜。胃酸的酸性非常强，甚至能融穿木桌！

你为什么没有被胃酸伤害呢？那是因为你的胃里面有一层特殊的、可以不断更新的胃黏膜。

食物在胃中变成食糜之后，经过幽门流入你的肠道中。在你的肠道里，食物中的营养素被吸收到血液中，然后随着血液流转到你身体中需要的地方。

在小肠里有很多微小的、手指一样的结构，它们叫作小肠绒毛。小肠绒毛中遍布着毛细血管，大部分消化和吸收过程都是在小肠中进行的。

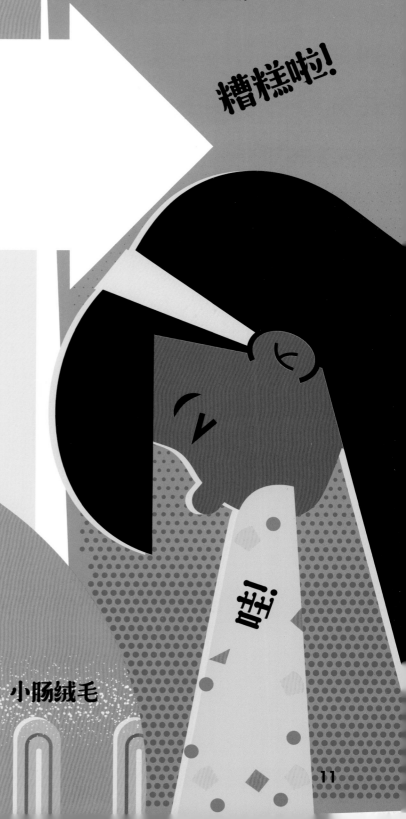

有时候，如果你吃了会致病的食物，你的胃会通过剧烈的蠕动，让你把所有的食物都呕吐出去。

糟糕啦！

哇！

<- - - 小肠绒毛

11

水是怎样变成尿的？

你的身体需要液体才能正常运转。事实上，在缺少食物的情况下，人类能够存活的时间要比缺少水时长很多，差不多要长7倍*左右。

你身体中的液体担负着各种各样的职责，帮助身体清理废物。专家说，如果一个人不吃东西只喝水，可以活上三周，而如果不喝水，可能活不过三天。

*你身体中的液体担负着各种各样的职责，帮助身体清理废物。专家说，如果一个人不吃东西只喝水，可以活上三周，而如果不喝水，可能活不过三天。

喝水与吃东西很相似（参见第10页），水经过食道依次流入你的胃和肠道中。

食管

胃

在肠道中，大部分水分都会被血液吸收。事实上，超过95%的水分都是在这里被吸收掉的。

肠道

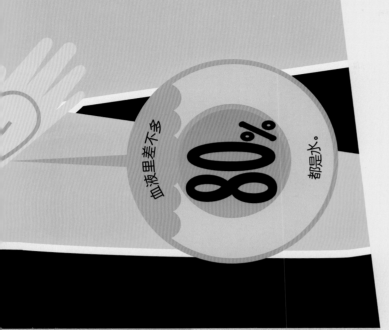

血液里差不多 **80%** 都是水。

通常情况下，你都能在找到厕所前憋住小便。但是千万不要憋太久，否则你的膀胱可能会忍不住，自动解决了。

模大了！

血液

你的心脏像一个泵，通过压力把血液输向全身，向每个器官输送营养物质、氧气和其他重要的化学物质。血液也会收集和运送身体垃圾。

肾脏

肾脏是血液清洗器，血液流入肾脏后，身体产生的垃圾和一部分水分会在这里被清理掉。

膀胱

肾脏收集的废液形成了尿液，它继续从肾脏流向膀胱。当膀胱充满尿液后，它会向你的大脑发送信号："该去小便啦！"

过敏是怎么回事?

有些人对他们接触的东西、呼吸的气体或吃到的食物过敏。坚果、花粉、牛奶、宠物毛发、灰尘和汽车尾气等都是常见的过敏原。

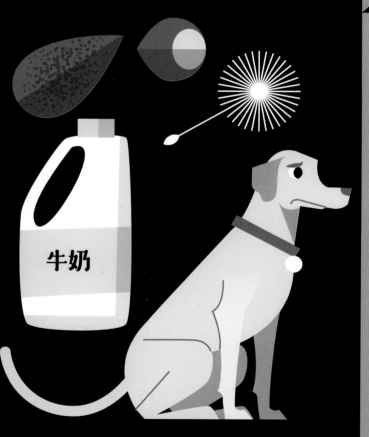

牛奶

昆虫叮咬也会让一小部分人过敏。但是,家庭作业是不会让人过敏的。

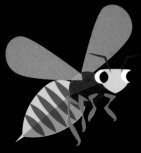

过敏原都是一些"不速之客",当你接触到它们时,你就会发生过敏反应。

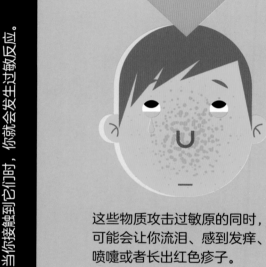

发动攻击!

你的神经系统会向身体发出信号,命令它释放特殊的防御性物质。这些物质会立刻向过敏原发起反击。

这些物质攻击过敏原的同时,也可能会让你流泪、感到发痒、打喷嚏或者长出红色疹子。

感到恶心

如果你不小心吃下了使你过敏的东西,你的身体通常会"敦促"你立刻把它们吐出来。(参见第11页关于呕吐的内容)

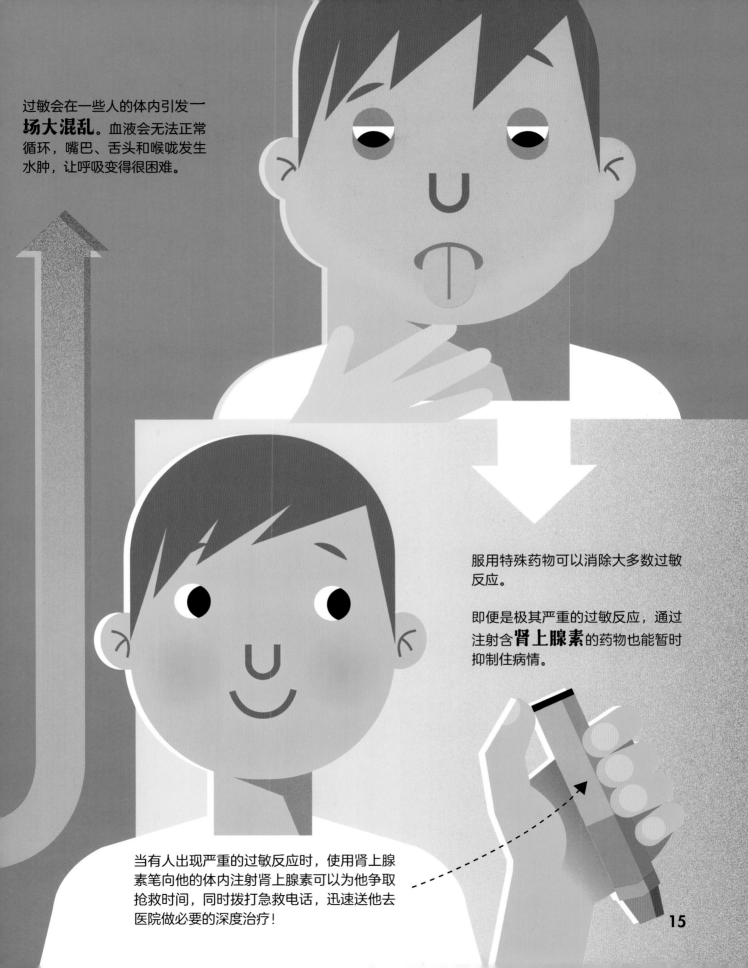

过敏会在一些人的体内引发一**场大混乱**。血液会无法正常循环，嘴巴、舌头和喉咙发生水肿，让呼吸变得很困难。

服用特殊药物可以消除大多数过敏反应。

即便是极其严重的过敏反应，通过注射含**肾上腺素**的药物也能暂时抑制住病情。

当有人出现严重的过敏反应时，使用肾上腺素笔向他的体内注射肾上腺素可以为他争取抢救时间，同时拨打急救电话，迅速送他去医院做必要的深度治疗！

15

耳朵是怎样听见声音的?

当你戴上耳机，**按下播放键**时，你的身体里发生了哪些神奇的事情?

声音以空气振动的形式传到你的耳朵里。

声音产生的空气振动通过外耳传入耳道，最终传到位于中耳的一层薄膜上，这层薄膜就是鼓膜。

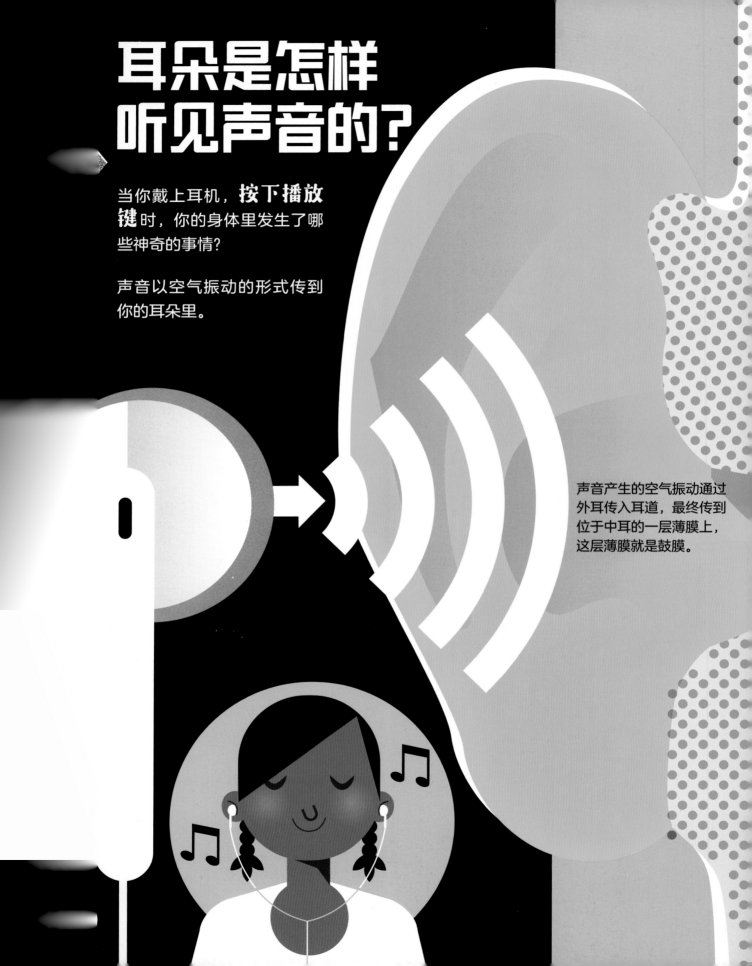

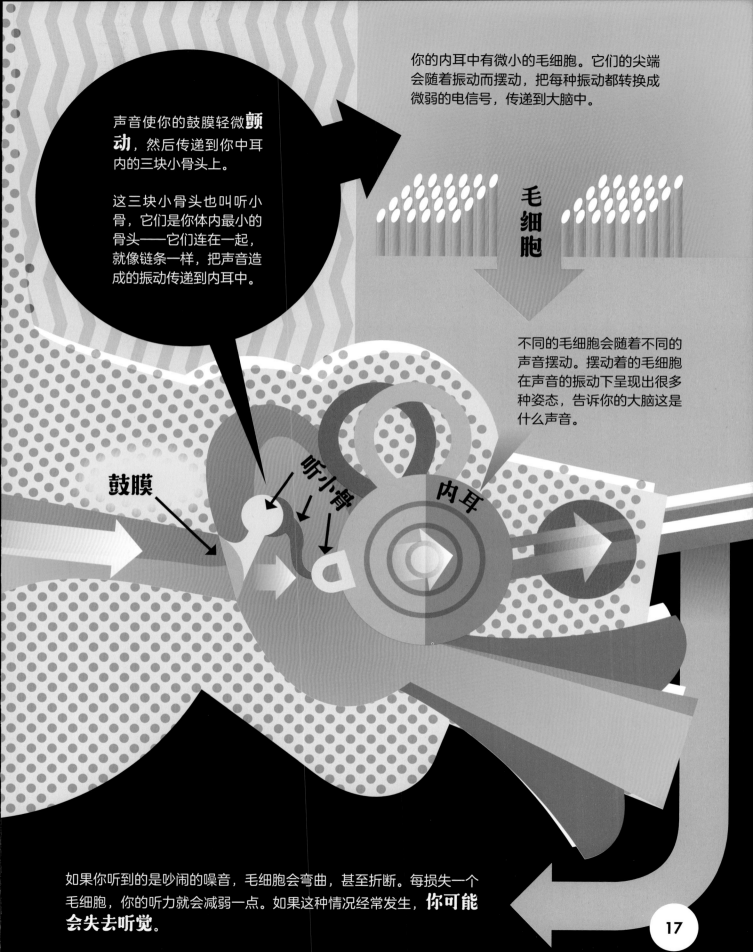

你的内耳中有微小的毛细胞。它们的尖端会随着振动而摆动，把每种振动都转换成微弱的电信号，传递到大脑中。

声音使你的鼓膜轻微**颤动**，然后传递到你中耳内的三块小骨头上。

这三块小骨头也叫听小骨，它们是你体内最小的骨头——它们连在一起，就像链条一样，把声音造成的振动传递到内耳中。

毛细胞

不同的毛细胞会随着不同的声音摆动。摆动着的毛细胞在声音的振动下呈现出很多种姿态，告诉你的大脑这是什么声音。

鼓膜

听小骨

内耳

如果你听到的是吵闹的噪音，毛细胞会弯曲，甚至折断。每损失一个毛细胞，你的听力就会减弱一点。如果这种情况经常发生，**你可能会失去听觉。**

感冒是怎么来的？

即使大人们会告诉你，顶着湿头发，或者不戴帽子就出门容易感冒，你也未必会感冒。那么你到底是怎么患上感冒的呢？大部分感冒其实是由一种叫病毒的微生物引起的，它们藏在感冒患者喷出的飞沫里。

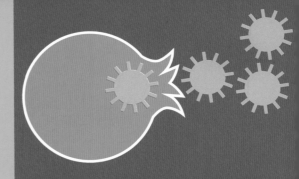

一旦细胞被病毒完全占领，病毒就会在你体内爆发并且迅速扩散，入侵其他细胞。

当感冒患者打喷嚏或者咳嗽时，病毒会随着喷嚏或咳嗽产生的飞沫散入空气中。

病毒会趁机潜入你的鼻子或者咽喉里的细胞，开始自我复制。

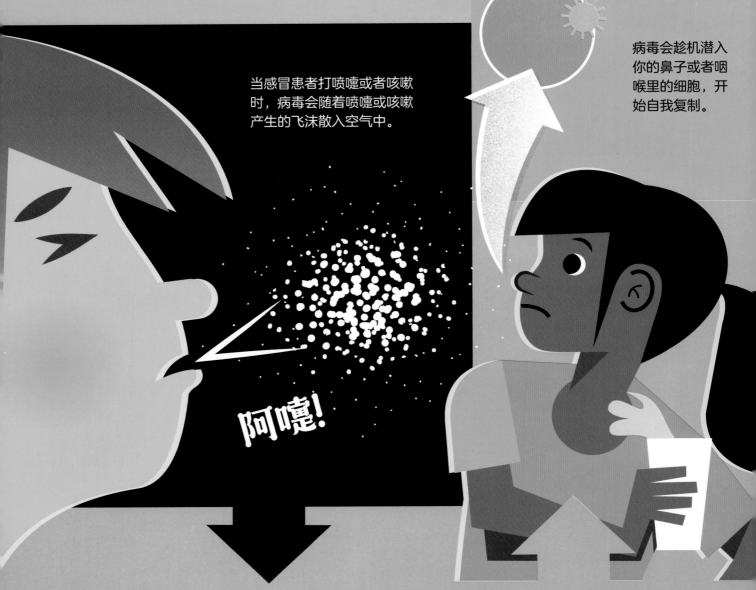

阿嚏!

如果你不小心吸入了这些带病毒的飞沫，或者接触到沾有活病毒的物品，病毒就跑到你身上了。

病毒让你觉得嗓子不舒服。于是，你也开始咳嗽和打喷嚏，这让病毒又有机会传播给其他人。

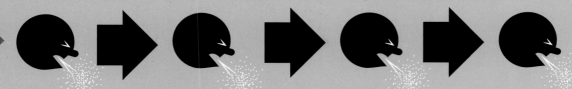

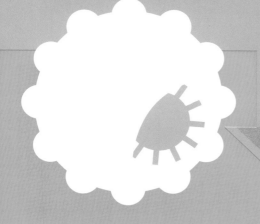

为了打败病毒，你的身体会派出特殊的**白细胞**和它们作战。

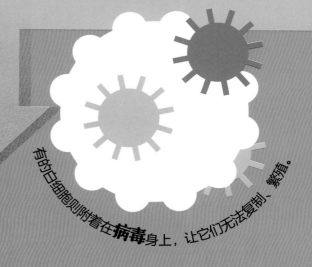

有的白细胞则附着在**病毒**身上，让它们无法复制、繁殖。

有的白细胞可以直接杀死病毒。

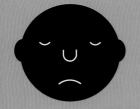 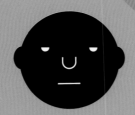 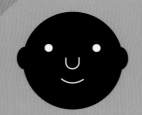 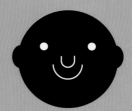

通常，你的身体需要**几天**时间才能打败感冒病毒。

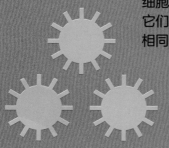

打败病毒后，你体内的白细胞会产生记忆，这样，它们下次就能更快地打败相同的感冒病毒了。

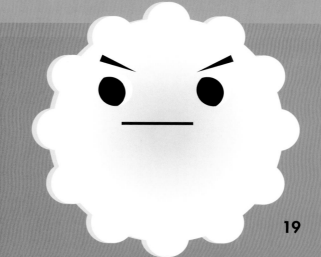

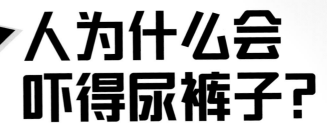

人为什么会吓得尿裤子？

每个人都会遇到"惊魂时刻"。比如说，你正在滑滑板，有人突然走到你前面；你在灌木丛中发现了一头熊；或者你爸你妈突然喊你去洗碗！

在受到惊吓时，你整个人真的会下意识地迅速做出反应。

下丘脑

你大脑中一个叫下丘脑的部位会命令你的身体释放肾上腺素。

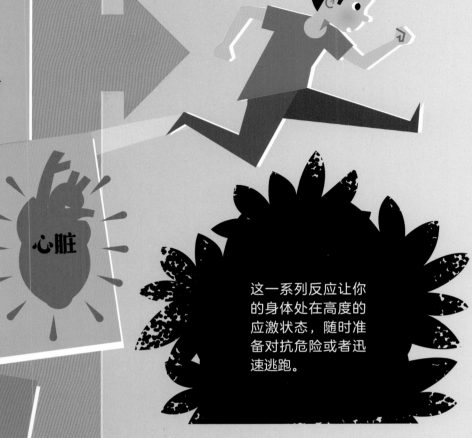

心脏

你的心跳加速，呼吸也更急促，为肌肉输送更多的氧气。

这一系列反应让你的身体处在高度的应激状态，随时准备对抗危险或者迅速逃跑。

瞳孔

你的瞳孔放大了，这使得你更容易发现藏在周围的危险。

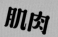

肌肉

你的肌肉紧绷起来，手臂和颈部的汗毛甚至可以随之倒竖起来。

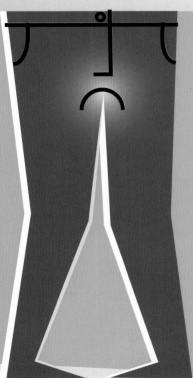

这种状态叫作或战或逃反应，它也有副作用，比如，你可能突然尿了裤子!

啊! 真丢人!

21

蛀牙是怎样形成的？

你的牙齿是吃东西的"天生好手"，但它们也有大问题：牙齿和数以百万计的细菌同处一个口腔里。

细菌随时都可能让你的牙齿坏掉。你必须与细菌战斗，才能保护它们。

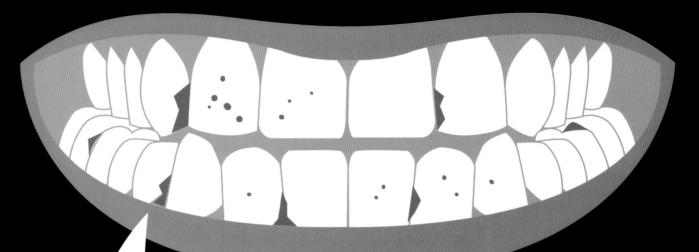

当你吃东西的时候，嘴里会留下很多食物残渣，它们会粘在你的牙齿上。

恶臭！

你口腔里的细菌开始享用这些残留在你牙齿上的"美味佳肴"。碳酸饮料、蛋糕和巧克力都是细菌最喜欢的食物。

细菌在享用"大餐"的时候会释放难闻的气体，当你朝别人呼气的时候——呃！真难闻！

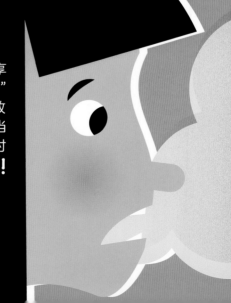

渐渐地，酸性物质腐蚀掉你牙齿表面的牙釉质，留下小洞。

除了释放难闻的气味，细菌还会释放酸性物质。

穿过小洞，酸性物质就能破坏你牙齿内部的柔软部分了。这会让你**疼痛难忍!**

幸运的是，你只要好好刷牙就能战胜细菌。

但是细菌也很狡猾，它们总是躲在你嘴里难以觉察的角落里。因此，你总是有长蛀牙的危险!

有洞的牙必须及时修补——否则，迟早有一天，整颗牙都得被拔掉!

啊，疼!

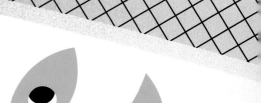

出汗为什么会发臭？

人类总是臭臭的！除非人类能够彻底清除皮肤自然产生的气味，否则我们总会是臭臭的。那么，是什么让人类散发出难闻的体味呢？

这里有味道！

汗液分泌出来后，你皮肤上的细菌就有了美餐。你的皮肤上生存着数百种不同的细菌。

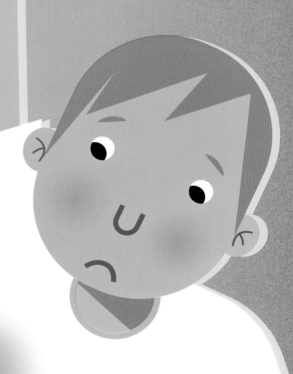

在你又热又烦的时候，你就会流汗。有一种特殊的汗液叫顶泌汗液，你的腋窝是产生这种汗液的工厂。

顶泌汗液绝对会是腋窝里各种细菌的最爱！

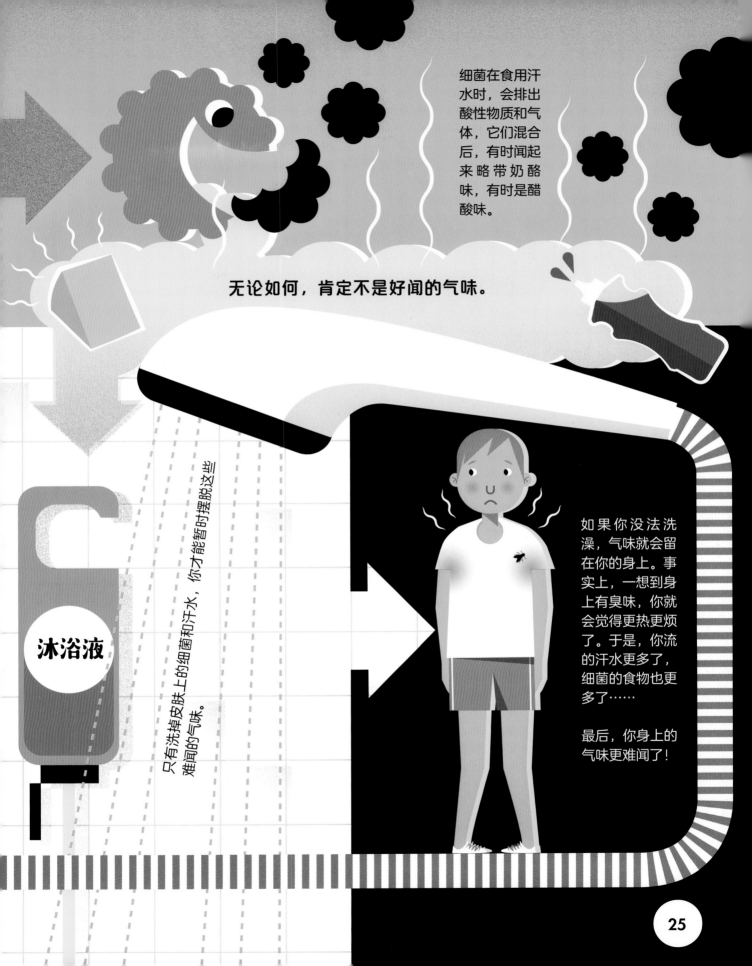

细菌在食用汗水时，会排出酸性物质和气体，它们混合后，有时闻起来略带奶酪味，有时是醋酸味。

无论如何，肯定不是好闻的气味。

沐浴液

只有洗掉皮肤上的细菌和汗水，你才能暂时摆脱这些难闻的气味。

如果你没法洗澡，气味就会留在你的身上。事实上，一想到身上有臭味，你就会觉得更热更烦了。于是，你流的汗水更多了，细菌的食物也更多了……

最后，你身上的气味更难闻了！

人为什么会打嗝？

打嗝就像一个谜。虽然我们知道什么是打嗝，但是我们不完全知道为什么打嗝。

在你的体内，有一个膜状的肌肉层，名叫膈，它可以帮助你呼吸。当它痉挛的时候，你就会开始打嗝。

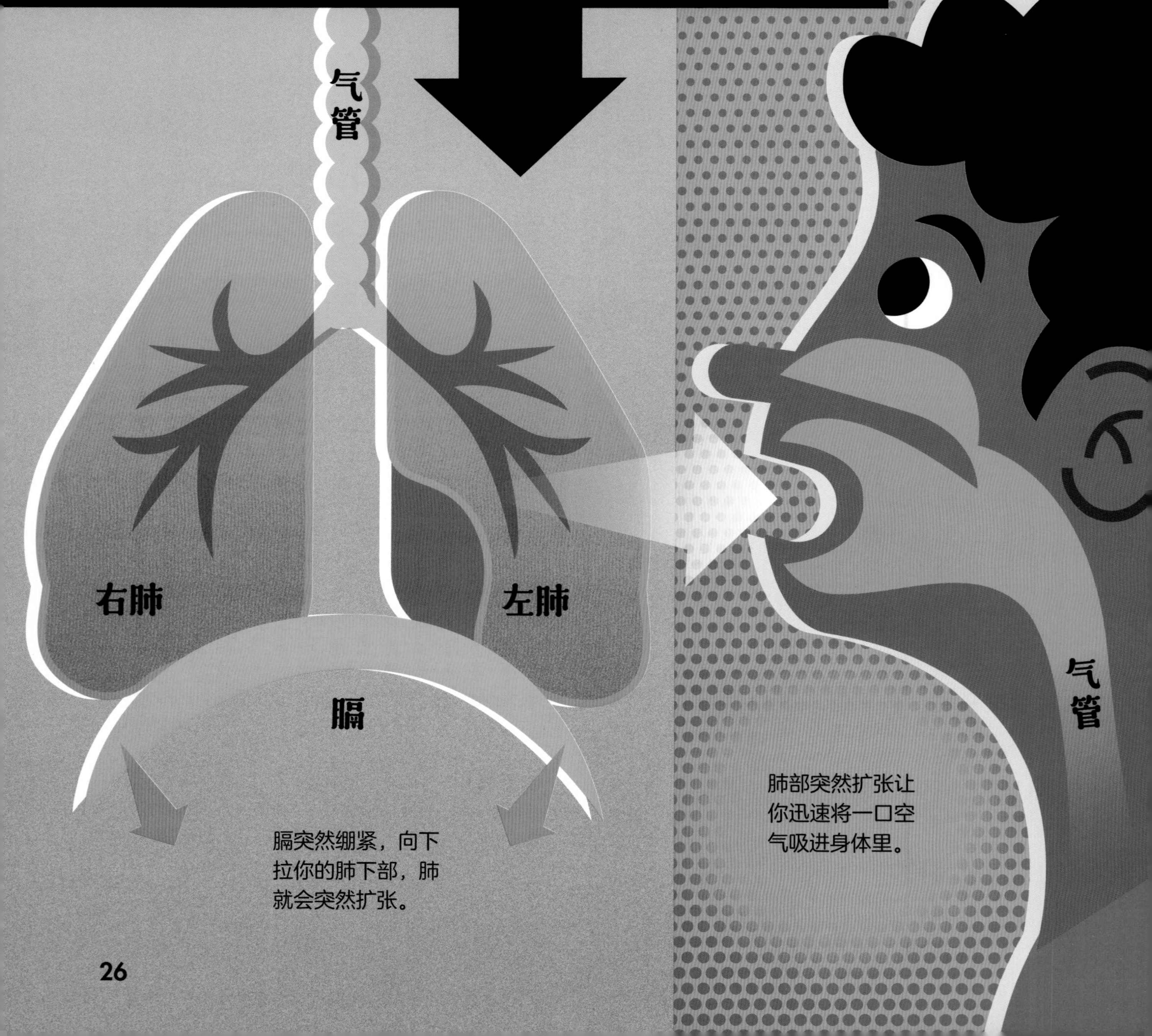

气管

右肺

左肺

气管

膈

膈突然绷紧，向下拉你的肺下部，肺就会突然扩张。

肺部突然扩张让你迅速将一口空气吸进身体里。

26

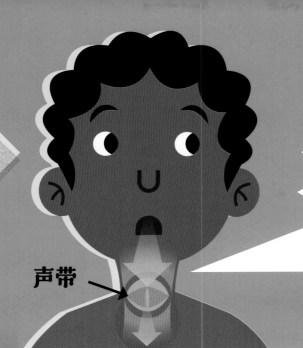

气流冲击了你的声带。为了自我保护，声带会关闭。这阻止了空气进入你的肺部，然后你就会发出……

嗝!

声带

想停止打嗝，你只能耐心等待：打嗝没法治。但是，人们还是想了很多稀奇古怪的办法来治疗打嗝。比如说：

倒立着喝水；
（危险！不要这么做！）

来个突然的**惊吓**；

吃一大勺**花生酱**；

透过纸巾**喝水**。

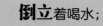

显然，这些办法并**没有用**。

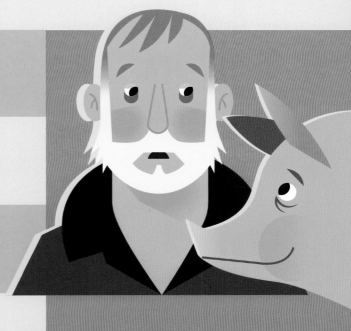

通常，在几分钟后，打嗝就会自动停止。但打嗝的世界纪录竟然长达68年！*

*美国艾奥瓦州的查尔斯·奥斯本创下了打嗝的吉尼斯世界纪录。1922年的春天，他在赶猪时开始打嗝，直到1990年，他才停止打嗝。

出生、成长与衰老是每个人都无法回避的、最长的因果关系链。

当你爸爸的精子与你妈妈的卵细胞结合，形成受精卵时，这个因果关系链就开始延伸了。

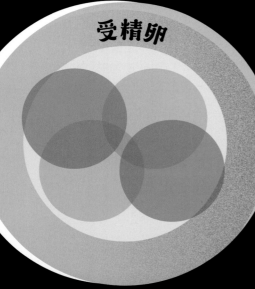

受精卵

受精卵一次次分裂，慢慢分化成骨细胞、心脏细胞、脑细胞以及其他细胞。

大约40周，你成长为一个小婴儿，来到这个世界上。等待你的是漫长的成长之路。

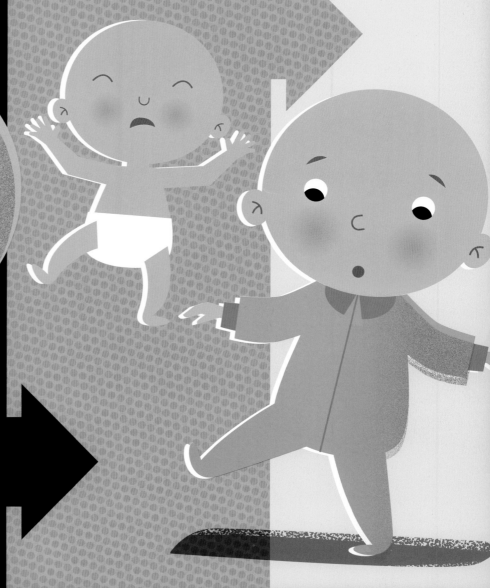

2岁的时候，大多数孩子可以说话和行走。随着年龄的增长，你还会不断学习新的技能。

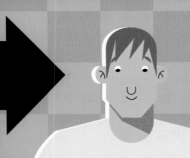

青春期结束后，你的身体还会继续发育。在大约30岁的时候，你的身体机能达到巅峰。

在你60岁的时候，身体柔韧性变差了，骨头和肌肉也变得更脆弱了。

12岁左右，你的青春期开始了。青春期是你从小孩变成大人的过渡期，它大概会持续3~4年。

进入老年期后，你的机体运转变慢了，身体也变差了。

最后，迎接你的是死亡。大多数人可以活到**80**岁，有些长寿的人可以活过100岁。

你的记忆力也不太好了。

那些你可能感兴趣的词语!

飞沫：咳嗽、打喷嚏或说话时喷到空气中的唾液星儿。

膈：隔开胸腔和腹腔的薄肌肉层，位于肺和心脏的下方。

过敏：身体对花粉等外界刺激或者药物产生的不正常的反应。

过敏原：引起身体过敏的物质。

畸形：身体某部分发育或生长不正常。

气管：呼吸器官的一部分，管状，上部接喉头，下部分成两支，通入左右两肺。

肾上腺素：身体处于兴奋、生气或者害怕等能够引起副交感神经兴奋的状态时，肾上腺髓质产生

的激素，能引起心跳加快、支气管和胃肠道平滑肌松弛等反应。肾上腺素笔注射的就是这种激素。

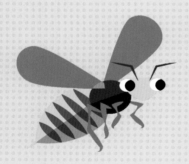

食道：连接咽和胃的"食物管道"。

细胞：组成身体的最小单位，也是基本单位。

血肿：骨折后，骨头周围的血管破裂，血液流出血管，聚积形成的肿块。

营养素：食物中具有营养的物质，可供人体发育、生存或康复需要。

注射：打针。

组织：身体中形态和功能相同的细胞按一定的方式结合成的构成器官的单位，例如皮肤组织、骨组织和肌肉组织。

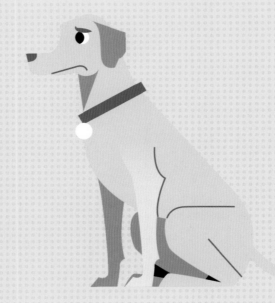